AF331589

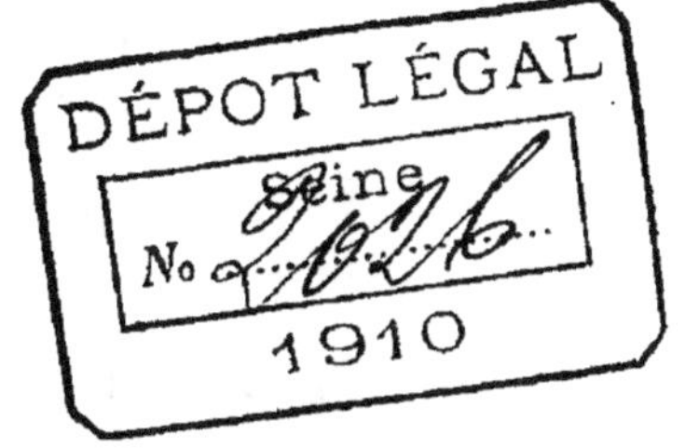
DÉPOT LÉGAL
No Seine 1916
1910

DES
CALCULS DE L'URÈTHRE
CHEZ LA FEMME

PAR MM.

H. ALBERTIN,   REYNARD,
Chirurgien de la Charité   Ex-interne des hôpitaux
de Lyon.

Les calculs uréthraux qui ont été très bien étudiés chez l'homme, l'ont été très peu chez la femme. Il faut en chercher la raison dans leur extrême rareté chez celle-ci.

Avant le travail très complet de Quénu et Pasteau en 1898, on les signalait à peine dans les ouvrages les plus classiques. Quénu et Pasteau en rapportent neuf cas, dont deux personnels. A l'association française d'urologie en 1899, Pasteau revient sur la question des calculs diverticulaires de l'urèthre chez la femme. Il en rapporte quatre nouveaux cas. Dans un cas personnel, il avait assisté à la formation d'un calcul dans une poche diverticulaire préformée dont l'existence avait été constatée six mois auparavant.

Nous avons trouvé, dans la littérature, cinq autres observations de calcul uréthral chez la femme, ce qui porte à dix-huit environ le nombre des cas publiés.

Enfin nous avons eu l'occasion d'en observer un personnellement, que nous rapportons plus loin.

ANATOMIE PATHOLOGIQUE. — Le calcul se développe *a*) soit dans l'urèthre, *b*) soit dans une poche sous-uréthrale.

a) Le calcul uréthral proprement dit est de beaucoup le plus rare à cause de la brièveté de l'urèthre chez la femme.

L'urèthre est alors dilaté, le sphincter a perdu sa tonicité.

L'urèthre de la femme est court et faible, aussi conçoit-on difficilement qu'un calcul puisse s'arrêter dans la lumière du canal et s'y développer.

Si cela a pourtant pu se produire dans quelques cas, c'est grâce à la forme particulière du calcul, semblable par exemple à celle d'un bouton de chemise dont la partie large restait dans la vessie. Deux fois, un corps étranger arrêté dans l'urèthre servit d'amorce à la formation lithiasique ; dans le cas de Schatz, il s'agissait d'une épingle à cheveux, dans celui de Mazzario, c'était autour d'une aiguille à coudre que s'était formé un calcul logé en partie dans la vessie, et en partie enfoncé dans la cloison uréthro-vaginale.

b) Dans le cas de calcul sous-uréthral, celui-ci est logé dans une *poche* située dans la paroi antérieure du vagin, au niveau de la face inférieure de l'urèthre, sur la ligne médiane, toujours à un centimètre au moins au-dessus du méat urinaire. Cette poche communique avec l'urèthre soit par un collet rétréci, soit par un large orifice ; son volume est variable, il peut atteindre jusqu'à deux centimètres de diamètre. Si on en dissèque la paroi, on la trouve successivement constituée par la muqueuse vaginale, une couche musculeuse et la muqueuse uréthrale. Quénu et Pasteau ont remarqué que cette paroi est riche en veines, souvent d'aspect érectile.

Le *contenu* de la poche est tantôt de l'urine plus ou moins décomposée, tantôt du pus, d'autre part, il existe un ou plusieurs calculs ; que le calcul soit unique ou qu'il y en ait plusieurs, la masse calculeuse à toujours la même forme : ovoïde, allongée parallèlement au canal. Elle est constituée par un noyau qui est soit un petit calcul venu de la vessie ou des reins (oxalate ou urate de chaux), soit de la cystine ou un amas muqueux. Autour du noyau se déposent en cercle, couche par couche, des carbonates ou des phosphates calcaires.

PATHOGÉNIE. — Il résulte de l'étude des observations que, dans certains cas, le calcul est primitivement formé et que la poche se développe secondairement autour de lui, tandis que dans d'autres cas, la poche existe d'abord et le calcul vient s'y former ensuite.

1° Le calcul est préexistant, il peut alors avoir séjourné d'abord dans l'urèthre, mais ce séjour lui est rendu difficile par la grande dilatabilité et la brièveté du canal ; aussi la plupart des faits rapportés ont-ils trait à des calculs vésicaux-uréthraux (Morgagni, Larrey, Blanche, Earp).

Cependant l'existence de calculs uniquement uréthraux, quoique rare, a été signalée (Desnos, un cas de Mikaïloff).

Le calcul arrêté dans l'urèthre cherche à s'échapper au dehors ou à se créer une loge dans sa paroi, il déprime la cloison uréthrovaginale ou, en créant un obstacle au cours de l'urine, il amène une dilatation de l'urèthre en arrière de lui ; dans les deux cas, un divercule uréthral se forme, dans lequel se loge le calcul.

Il semble peu probable que des concrétions glandulaires de l'urèthre puissent détermienr la formation d'un kyste à contenu lithiasique. Telle est pourtant l'opinion de Braxton Hick et de Honfield, mais Guyon, Legueu, Quénu et Pasteau n'en ont jamais vu d'exemple, pas plus chez la femme que chez l'homme.

2° Le calcul se développe dans une poche déja formée. C'est le mode de formation le plus fréquent des calculs uréthraux. Il existe alors, d'abord appendue au canal, une poche appelée *uréthrocèle*, dont le mode de formation est d'ailleurs très discuté. Nous ne nous occuperons pas de cette question, n'ayant à envisager que la formation du calcul à son intérieur. Il a, en général, un noyau d'origine; débris muqueux, cystine, gravier descendu des reins ou de la vessie ; l'urine est fortement alcaline, stagnante, se décompose dans ce récessus et dépose autour de ce noyau sous forme de couches concentriques de carbonate ou de phosphate de chaux.

En résumé, nous voyons que dans un premier ordre de faits, le calcul survient le premier dans l'urèthre et alors ou bien il forme clapet au niveau du col, logé en partie dans l'urèthre, en partie dans la vessie (calculs uréthro-vésicaux) ou bien il détermine par l'ulcération ou la distension de la paroi inférieure de l'urèthre, la formation d'un diverticule uréthral.

Dans un deuxième ordre de faits, la poche sous-uréthrale ou uréthrocèle existe primitivement, l'urine stagne à son intérieur, devient alcaline, se décompose et si un noyau (calcul descendu de plus haut, débris muqueux) se trouve là par hasard, il devient le point de départ d'un calcul en s'enrobant de couches successives de carbonate ou de phosphate de chaux.

Signes. — Le début diffère suivant que le calcul est formé sur place, auquel cas il est obscur, ou suivant que le calcul vient du rein et de la vessie pour s'arrêter dans l'urèthre. La malade raconte alors qu'elle a ressenti autrefois une violente douleur. Cette douleur ne s'est pas renouvelée, à peine y a-t-il eu dans les premiers temps quelque gêne dans la miction. C'est dire que la pierre se rend en somme assez vite tolérable. Elle se crée un réceptacle où elle ne gênera en rien le fonctionnement ducanal.

A la période d'état, on observe, en général, une *douleur* extrêmement variable suivant la susceptibilité de la malade, elle reste ordinairement sourde avec irradiations vers l'anus et la vessie, la marche et la station assise l'exagèrent. Une des malades de Quénu et Pasteau avait même inventé un appareil pour empêcher les parties génitales de porter sur la chaise.

Les *troubles de la miction* présentent, comme la douleur, des degrés divers, un signe cependant paraît constant : la pollakiurie aussi fréquente la nuit que le jour ; aux besoins impérieux s'ajoute souvent de la cuisson au méat au moment du passage de l'urine. La miction n'est souvent pas complète en une fois et il s'écoule encore quelques gouttes après la fermeture du sphincter. On a signalé des hématuries, des troubles du coït, douloureux surtout si le calcul est volumineux.

A l'examen, on trouve sur la face antérieure du vagin, à deux ou trois centimètres en arrière du méat et sur la ligne médiane, une tuméfaction de forme ovalaire, allongée d'avant en arrière, ordinairement sessile, rarement pédiculée. Elle est dure au toucher, non réductible à la pression. Si le calcul est unique, sa consistance propre se laisse mal percevoir à travers l'épaisseur de la paroi. Dans des cas de calculs multiples, on a signalé une crépitation fine, neigeuse.

Si le calcul est uréthro-vésical ou uréthral, une sonde cannelée introduite dans le canal bute contre lui ou passe à côté à frottement. Si le calcul est dans une poche uréthrovaginale, il se peut que la sonde pénètre facilement dans la vessie sans rien faire percevoir. Duplay recommande de se servir, pour l'exploration, d'une sonde cannelée recourbée et de l'introduire, la concavité tournée en bas ; le bec de l'instrument suit alors le plancher de l'urèthre et entre quelquefois dans la poche, si l'orifice de celle-ci est assez grand ; le bec accroche la poche et bute contre le calcul.

La marche de l'affection est très lente ; les signes cependant augmentent d'intensité avec le temps, surtout si, ce qui est la règle à peu près constante, l'infection s'installe dans la poche, l'urèthre et la vessie.

L'infection de la poche peut parfois donner lieu à une fistule uréthro-vaginale. La guérison spontanée n'existe pas.

DIAGNOSTIC. — *Existe-t-il un calcul ?* — Il y a lieu d'être prévenu d'une confusion possible avec d'autres affections ; en présence d'une tumeur du septum uréthro-vésico-vaginal, on doit se souvenir qu'il peut, dans cette région bien limitée et de pathologie toute particulière, exister en dehors du calcul : l'uréthrocèle, des abcès para-uréthraux ou sous-uréthraux, de vieux abcès fistulisés à poche indurée et épaissie ; des kystes ; des fibromes ; des fibro-sarcomes et même l'épithéliome de l'urèthre qui peut s'étendre là et faire relief dans cette zone.

Pour écarter l'*uréthrocèle*, on fera une exploration préalable de l'urèthre et on videra la poche par pression en regardant ce qui s'écoule par le méat. S'il s'agit d'un abcès *sous-uréthral*, la pression fera sourdre du pus au méat, l'abcès peut d'ailleurs être une complication du calcul ou d'un corps étranger. Si l'orifice intra-uréthral de l'abcès s'est fermé, on trouve une tuméfaction médiane, rénitente, douloureuse, recouverte d'une muqueuse rouge. Les *kystes du septum* donnent à la pression du doigt la sensation d'une poche liquide plus ou moins tendue.

Certaines poches purulentes sous-uré

thrales infiltrées et dures, peuvent en imposer pour un calcul ou pour un néoplasme. Dans un cas de Schroback, l'abcès, qui remontait à de longues années, était limité par une coque épaissie, calleuse ; le diagnostic ne se fit qu'en opérant ; l'incision d'une série de couches très dures menait dans une cavité remplie de pus.

Dans le cas de Hottinger, une tumeur sous-uréthrale fut prise pour un cancer. Ce n'est que l'opération qui montra l'existence de deux calculs uniques dans un diverticule de la paroi uréthrale.

En cas d'*épithéliome propagé de l'urèthre*, on trouve une tumeur dure comme du bois et très douloureuse.

Les *polypes de l'urèthre* peuvent donner lieu à des phénomènes douloureux variant de la simple cuisson aux manifestations de la cystite la plus intense avec fréquence de la miction et parfois incontinence par regorgement ; à l'examen local, le pourtour du méat est saillant et procident comme un bourrelet hémorroïdaire. Si le polype est caché dans le canal, on peut, avec un doigt vaginal, l'énucléer au dehors, ou bien faire le diagnostic par l'uréthroscopie ou plus simplement par le spéculum uréthral.

Le calcul existe-t-il dans l'urèthre ou dans une poche ?

L'examen pratiqué, comme nous venons de le dire, permettra facilement de le localiser.

Est-il dans un diverticule de la vessie ?

Dans ce cas le calcul sera plus éloigné de la vulve. D'autre part, une fois la poche vidée : dans un cas il restera de l'urine dans la vessie, dans l'autre, celle-ci sera vide.

Existe-t-il des calculs dans le reste de l'appareil urinaire ?

Nous possédons actuellement des moyens d'exploration qui nous permettent de répondre à cette question.

S'il y a des calculs dans la vessie, on les découvrira, soit avec le cystoscope, soit plus simplement avec l'explorateur métallique de Guyon.

La radiographie servira à déceler des calculs des reins ou des uretères.

Il faudra soupçonner ces derniers si, chez la malade, il existe un passé lithiasique, notamment des coliques néphrétiques antérieures, des hématuries ayant suivi celles-ci et ayant duré longtemps.

Nous savons maintenant quelle est la fréquence des calculs rénaux latents. Les calculs latents de l'uretère et de la vessie seraient plus rares.

TRAITEMENT. — 1° *Ablation des caculs.* — *Voie uréthrale.* — A cause de la dilatabilité de l'urèthre chez la femme, cette voie a été employée par Chapplain dans un cas de Giraud et par Hammond.

Voie vaginale. — On aborde le calcul par incision de la poche bombant dans le vagin. Une fois le calcul extrait, on peut faire une suture immédiate complète, si la poche n'est pas trop profonde et s'il n'y a pas d'infection.

Si la poche est volumineuse comme dans notre cas, doit-on en réséquer une partie?

Nous n'avons pas cru devoir le faire, car nous escomptions avec raison le retrait rapide des tuniques uréthrales.

Si on craint la rétention de liquide, on peut faire à la partie antérieure de la suture un drainage avec un petit drain de 2 millimètres, suffisant pour évacuer soit les quelques gouttes d'urines, soit les sécrétions.

Lorsque le retrait de la poche est suffisant, on supprime le drain et la fistulette se ferme rapidement.

2° *Ablation du calcul et de la poche.* — Ce traitement paraît plus radical, tout au moins dans certains cas.

Il a été pratiqué par Ozenne, par Quénu et Pasteau.

Voici le manuel opératoire décrit par ces derniers :

Comme soins préliminaires, nettoyer le vagin, l'urèthre et la vessie par des lavages fréquents dans les jours qui précèdent l'opération.

Opération. — Mettre une sonde dans l'urèthre et mener une incision verticale sur la tumeur jusqu'au calcul. Extraire celui-ci et disséquer la muqueuse tapissant l'intérieur de la poche et suturer à deux plans, le plan profond servant à capitonner la poche et à effacer tout point mort dans la profondeur. Pansement antiseptique vaginal.

Une sonde à demeure sera laissée une dizaine de jours.

Ce traitement peut paraître préférable à la simple incision avec extraction du calcul suivie de suture.

Nous croyons qu'il faut distinguer deux cas.

Dans le premier, il s'agit de distension simple des tuniques uréthrales, et alors l'incision nous paraît suffisante (voir notre observation), car la rétraction des tuniques est assez efficace pour ramener l'urèthre à son calibre normal.

Dans le deuxième cas, il s'agit de cryptes diverticulaires soit congénitales, soit acquises, avec collet quelquefois étranglé et alors l'ablation nous paraît justifiée.

Voici les treize observations rapportées par Quénu et Pasteau.

OBSERVATION I. —LAYTON. *New-Orléans medic. et Surgical journal,* 1878.
Femme de 49 ans. Calcul de couleur foncée, dimension d'une grosse olive, long d'un pouce, formé de couches concentriques de phosphates de chaux.

OBS. II. — GENTILE. *H. morg. Giornale,* 1879.
Calcul sous-uréthral venu de la vessie, ablation au bistouri.
Femme de 40 ans, signes de calculs vésicaux ; engagement dans l'urèthre d'un calcul enchatonné ensuite dans un diverticule de la paroi inférieure. Dilatation du canal en arrière du calcul.

OBS. III. — GIRAUD. *Gaz. des Hôpitaux,* 1883.
Calculs sous-uréthraux multiples, ablation par urèthre après dilatation.
Cinq calculs de forme polygonale, poids total 12 grammes, formés de couches concentriques de phosphate de chaux.

OBS. IV. — CHÉRON. *Arch. gén. médecine,* 1888. Un petit calcul venu de la vessie est arrêté dans une lacune de l'urèthre et forme le noyau du calcul.

OBS. V. — CHÉRON. *Gaz. des hôpitaux,* 1887. Femme soixante-huit ans, coliques néphrétiques et gravelle urique. Calcul arrêté et développé dans un diverticule de l'urèthre. Calcul ovoïde, poids 20 grammes, couches de carbonate et phosphate de chaux autour de deux noyaux uriques.

OBS. VI. — PIASESKI. *Soc. de médec. de Galatz,* 1892.

Femme soixante-cinq ans, calcul en forme de pipe, formé de phosphates terreux, sans noyau urique.

Obs. VII. — Dubourg. *J. méd. Bordeaux,* 1893. Femme cinquante-trois ans, cinq calculs blanc grisâtre développés dans une poche uréthrale.

Obs. VIII. — Quénu et Pasteau. *Ann. genito-urinaires.* Femme cinquante-deux ans, six gros calculs à facette et une douzaine de petits. Composition oxalate et carbonate de chaux.

Obs. IX. — Guyon *in* Quénu et Pasteau. Femme cinquante-six ans, pierre blanchâtre du volume d'une noix dans une uréthrocèle. Incision et ablation.

Obs. X. — Schatz. *Verb. in Deutsch Gesell für Gyn.* Jeune fille 18 ans, calcul développé autour d'une épingle à cheveux, introduite dans l'urèthre. Calcul piroforme, prolongement du côté de la vessie. Issue spontanée par perforation de l'urèthre.

Obs. XI. — Mazzario. *Sobolds Journal,* t. VII. Calcul de 0^{m}08 de long avec prolongement vésical, noyau formé par une aiguille à coudre. Le calcul était fixé dans le paroi uréthro-vaginale incision intra-uréthrale et ablation.

Obs. XII. — Hottinger. *Centralblatt für Krankeit des Harn et Sexuel Org.,* t. VI. Femme de soixante-trois ans, après une cystite très longue apparue dans le septum uréthro-vaginal, une tumeur du volume d'une noisette, que l'on prit pour un carcinome. A l'opération, on découvrit deux calculs dans un diverticule de l'urèthre.

Obs. XIII. — Pasteau. *Comm. assoc. française d'urologie,* 1903. Femme de cinquante-deux ans, a été soignée d'abord pour un abcès sous-uréthral; dans cette poche se forme un calcul ovoide formé de phosphate et carbonate de chaux sans noyau central.

A ces treize observations, nous pouvons

en ajouter cinq autres que nous avons trou-
vées dans la littérature. Nous terminerons
par notre observation personnelle.

OBS. XIV. — HAMMOND. Ein Klemmung eines
Harnstein in der Urethra bei einem Mädchen.
Dietzkaïa meditzna, 1897.
Calcul de l'urèthre chez une jeune fille de
douze ans souffrant de douleurs à la miction et
d'incontinence croissante depuis trois ans. L'auteur
put extraire par la dilatation de l'orifice uréthral un
calcul phosphatique de 5 centimètres de long.

OBS. XV. — CATHELIN. Calcul diverticulaire sous-
uréthral, développé autour d'une épingle à cheveux
chez une fille de dix-sept ans. Taille uréthrale. *Bull.
et mémoires de Soc. anat. Paris.*
Ce calcul mesurait 6^{cm},5 de long, 4^{cm} de large et
1^{cm},4 d'épaisseur. Il s'était enchatonné dans un diverticule du septum uréthro-vaginal, causant des
douleurs à la miction avec urines purulentes.
Extraction par une incision de l'orifice uréthral.
Le calcul montrait une gouttière sur un de ses
plans. Guérison.

OBS. XVI. — NICOLA. Un caso raro di calcalosi ure-
thrale nella dona. *Gazz. degli ospedali et dell cliniche*,
1902.
Femme de cinquante-sept ans, souffrait depuis
neuf ans de troubles dysuriques avec de temps en
temps, de la rétention. Le diagnostic porté était :
épithéliome de l'urèthre. A l'opération on trouva
plus de 30 calculs avec noyaux acide urique enve-
loppés de strates de phosphates et d'oxolates. Guérison.

OBS. XVII. — Enorme calcul uréthro-vésical,
EARP. *New-York mèd. journ.*, 1907.
Ce calcul qui devait être engagé dans l'urèthre
depuis environ trois ans, fut expulsé spontanément
par une femme ataxique qui avait de l'incontinence
vésicale et rectale.
L'urèthre, examiné après la sortie du calcul, per-
mettait l'introduction de deux doigts.
Ce calcul phosphatique, avait trois noyaux cen-

traux. De forme cylindrique, un peu étranglé en son milieu, il était long de 3 pouces, circonférence 4 pouces, poids 55 grammes.

Obs. XVIII. — Calcul arrêté dans l'urèthre d'une fillette. Mikailof. *Vratch*, 1896. La malade, âgée de douze ans, élimine depuis l'âge de trois ans des petits calculs friables. Depuis peu de temps, incontinence d'urine qui s'écoule goutte à goutte continuellement.

L'urine trouble ammoniacale contient de l'albumine, du mucus, du sang.

Le calcul se trouve juste à l'entrée du col. Extrait sans difficultés. De composition phosphatique, il est long de 0^m05, poids 12 grammes, friable.

Obs. XIX. — Albertin, inédite.

Femme de cinquante ans, a eu de fréquentes coliques néphrétiques avec gravelle, a expulsé de petits calculs. Depuis deux ans, elle éprouve une plus grande gêne pour uriner et elle a quelquefois une légère incontinence.

L'examen par le toucher vaginal décèle la présence d'une saillie du volume d'une grosse noix dans le cul-de-sac antérieur au-dessous du méat. Cette tumeur est indépendante du col utérin et on la loca-

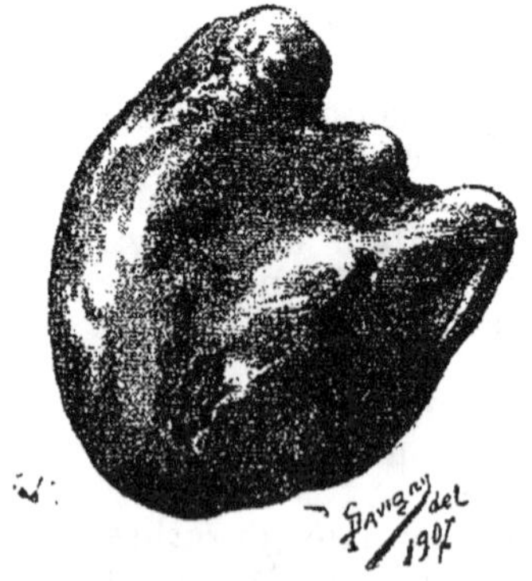
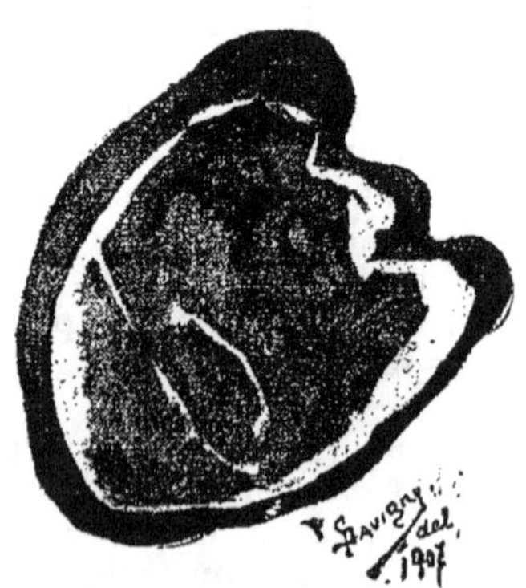

lise immédiatement dans un diverticule développé aux dépens de la paroi inférieure du canal. On songe à un calcul enclavé et le contact de la sonde métallique introduite par le méat confirme le diagnostic. Opération (8 novembre 1908). Incision sur la portion convexe de la tumeur saillant, dans le vagin, 3 centimètres au moins. Enucléation du calcul dont la figure ci-dessous, exécutée grandeur nature, donnera une bien meilleure idée que toute description. On suture ensuite par un seul plan de suture affleurant la muqueuse uréthrale et exécutée avec du crin de Florence. On laisse à la partie antérieure de l'incision un petit pertuis de 2 à 3 millimètres.

Sonde à demeure dans la vessie.

Les suites opératoires ont été simples, la poche s'est rapidement rétractée et ne formait plus qu'un bourrelet lorsque les sutures furent enlevées au dixième jour.

La sonde à demeure fut enlevée au quinzième jour. Le malade urina spontanément depuis.

Elle fut revue un mois après, il n'existait pas de fistule uréthrale et l'urèthre avait repris ses dimensions normales.

Il s'agissait certainement d'un calcul émigré de la vessie dans l'urèthre, si l'on tient compte de la gravelle préexistante, ce calcul arrêté dans une crypte de la paroi inférieure s'était développé en refoulant cette paroi, sous forme d'une véritable loge, dont les dimensions sont représentées par celles du calcul. Ces dimensions sont anormales et ce cas nous a paru mériter d'être signalé ; il nous a permis de faire à cette occasion la revue des cas analogues cités précédemment.

Paris. — Imprimerie Levé, 17, rue Cassette.

www.ingramcontent.com/pod-product-compliance
Lightning Source LLC
LaVergne TN
LVHW021802030726
842523LV00003B/1165